I0076581

T 37
6
16

$Tb\ ^{37}/_{16}$

LE CŒUR BAT,

PARCE QU'IL RECULE,

OU RECHERCHES THÉORIQUES ET EXPÉRIMENTALES
SUR LA CAUSE DE LA LOCOMOTION DU CŒUR.

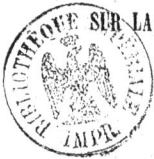

BIBLIOTHÈQUE IMPÉRIALE IMPR.

LE CŒUR BAT,

PARCE QU'IL RECULE,

OU RECHERCHES THÉORIQUES ET EXPÉRIMENTALES

SUR LA CAUSE DE LA LOCOMOTION DU CŒUR;

Par le Dr HIFFELSHEIM,

Membre de la Société de Biologie.

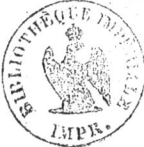

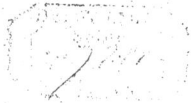

PARIS.

RIGNOUX, IMPRIMEUR DE LA FACULTÉ DE MÉDECINE,
rue Monsieur-le-Prince, 31.

1854

LE COEUR BAT,

PARCE QU'IL RECULE,

OU

RECHERCHES THÉORIQUES ET EXPÉRIMENTALES

SUR LA CAUSE

DE LA LOCOMOTION DU COEUR.

INTRODUCTION.

I.

Il semble que la biologie, la plus compliquée de toutes les sciences cultivées jusqu'à ce jour, devrait, plus que toute autre, se garantir contre les synthèses prématurées ; que plus qu'aucune de ses sœurs, elle devrait passer et repasser au creuset de l'analyse pour en sortir avec un cachet de certitude. Cependant combien n'y a-t-il pas d'esprits qui se refusent obstinément à marcher selon les règles sévères de cette sage méthode? Combien ne pourrait-on pas citer de savants qui, se laissant emporter par une fougue excessive, s'aident de fictions plus ou moins ingénieuses pour combler des lacunes trop réelles.

Nous partageons sans réserve, en ce qui concerne les méthodes, l'opinion de M. Chevreul, et nous sommes convaincu que la *méthode a priori* appartient exclusivement aux sciences déjà constituées, qu'elle est bien plutôt une *méthode d'exposition* qu'une *méthode de construction*, et que dès lors on ne saurait l'appliquer avec succès à la science qui nous occupe.

D'où vient ce caractère conjectural que l'on constate dans les branches les plus importantes de la biologie? D'où naissent ces hypothèses incessamment détruites et rebâties, accréditées aujourd'hui, abandonnées demain? N'est-ce pas évidemment de l'emploi d'une fausse méthode? On part de principes faux; il n'est donc pas étonnant que l'on s'égare, dès le début, et que l'on finisse par tourner le dos à la vérité. Si vous admettez en effet que la vie, en tant que manifestation physiologique, soit un fait absolument étranger à tout ce que nous offre le monde inorganique, une *entité* tout à fait distincte au milieu du grand-tout, vous devez croire que l'*intuition* seule peut vous guider dans vos recherches parce que seule elle *révèle* l'inconnu.

Si, au contraire, vous vous laissez convaincre par l'irrésistible éloquence des faits, si vous reconnaissez que la vie est un effet multiple, à la production duquel concourent des causes de nature bien diverse, vous vous appliquerez à dédoubler chaque phénomène, à isoler les facteurs de ce produit complexe, en leur assignant à chacun son rôle précis, à faire, enfin, la part des différentes sciences qui peuvent jeter quelques lumières sur l'objet de vos investigations.

II.

Les sciences physico-chimiques nous préparent à l'étude de l'être organisé : elles nous aident puissamment dans la solution des problèmes biologiques. Est-ce à dire qu'il faille confondre la vie avec un produit de laboratoire?

Certes, non. Pour nous aussi, l'organisation est autre chose qu'une cristallisation.

Le caractère organique implique la présence d'une propriété d'ordre supérieur : la *nutrition*. Or, si d'un côté la nutrition se compose d'une série de phénomènes qui sont du ressort des sciences physico-chimiques, elle dépend évidemment, par un autre côté, d'un élément organique que l'anatomie seule peut déterminer. Se complétant ainsi réciproquement, l'anatomie et les sciences physico-chimiques se tiennent par un lien que l'analyse resserre chaque jour et que la synthèse moderne devra à jamais consacrer.

Ces idées, que nous avons produites il y a six ans déjà, sont sans cesse présentes à notre esprit; elles nous dirigent dans toutes nos recherches, et nous regrettons de les voir méconnues dans une foule d'écrits contemporains.

L'anatomie (végétale—animale) nous apprend à connaître la première condition d'activité d'un être organisé, sa manière d'être. La partie des sciences physico-chimiques qui en étudie les caractères, est son complément obligé : voilà pour la *statique*. Cette notion si simple, doit conduire à étudier l'activité, le mode d'action, la *dynamique*, à ce double point de vue. Par là on dégagera, dans un acte physiologique, ce qui est *physique chimique*, de ce qui est activité *organique* propre, c'est-à-dire un mode d'action spécial aux êtres vivants, mais reposant sur ce vaste ensemble d'actes plus simples. (Voy. *Considérations sur les principes immédiats des corps organisés*, déc. 1852.)

L'organisme a été étudié à notre école avec un soin si scrupuleux et si constant, dans sa *statique* et sa *dynamique* anatomique que l'on a forcément négligé les sciences physico-chimiques, bien qu'elles y aient toujours été représentées avec éclat. Il nous semble que l'on divise la base d'un édifice, lorsqu'on distingue par le mot *accessoire* l'enseignement des sciences physico-chimiques de celui de l'anatomie.

Le travail qui fait l'objet de cette publication est une étude expérimentale et théorique de l'*acte circulatoire* connu sous le nom de *locomotion du cœur.*

Notre point de départ, notre procédé d'investigation, notre résultat portent le cachet d'un travail de physique. Pour la première fois dans les temps modernes, cette importante partie de la *fonction* circulatoire a été étudiée à ce point de vue. Et quand nous exposerons la partie de critique historique, nous montrerons que toutes les théories de mécanique physique des anciens ont avant tout le caractère d'hypothèses ; que rien n'a été entrepris pour les vérifier, et que de toutes ces hypothèses, une seule mérite quelque considération, parce que l'expérimentation nous a conduit à la sanctionner. Cette hypothèse est relative à l'influence de la courbure de l'aorte. Toutefois, on verra par la suite de ces recherches que cette influence n'est pas tout ce que croyaient les anciens, et que son rôle, quoique réel, est secondaire.

Les physiologistes modernes qui se sont occupés de cette question ont assez unanimement envisagé la locomotion du cœur comme un acte secondaire ; mais cet acte, ils l'ont étudié avec infiniment de soin, et les derniers travaux, ceux de MM. Beau, Parchappe, Verneuil, etc., ont marqué la plus brillante époque de sa phase *anatomique.*

Pour bien fixer les esprits, nous dirons avec M. Bérard (p. 632, t. 3): « Il ne s'agit pas ici d'une simple question d'allongement et de raccourcissement du cœur, mais d'*une projection de la pointe et de la partie voisine des ventricules en avant, etc.* »

Telle est la question que nous avons étudiée; et la trouvant aussi nettement posée, nous sommes remonté immédiatement à la cause de la locomotion du cœur. Après avoir résolu le problème mathématique, nous avons communiqué notre conception à M. Pouillet et plus tard à M. Gavarret: ces deux savants nous ont également engagé à expérimenter.

Voici notre idée première: Le cœur, qui expulse du liquide par des orifices, est dans les mêmes conditions qu'un vase mobile sur un

axe, renfermant un liquide qui s'échappe par un orifice : or, puisqu'un vase dans ces conditions éprouve un recul, il doit en être ainsi
du cœur, de là le battement ; donc le *cœur bat parce qu'il recule*.

Cette induction hardie en apparence, l'expérience est venue la
justifier. Elle repose sur une analyse sérieuse des conditions du
recul d'une part, et d'autre part, sur l'existence de ces conditions
dans le cœur. Pour reconnaître la présence de celles-ci, nous avons
analysé le phénomène de la contraction du cœur, sa signification la
plus élevée et la plus simple, son essence en un mot. Nous espérons
avoir jeté un jour nouveau sur cette question ; nous avons la pensée
surtout, de grouper autour d'elle les nombreux actes partiels dont se
compose l'action générale du cœur et d'arriver à quelques applica-
tions fécondes.

Le cœur est un vase formé de deux compartiments distincts, pa-
rallèles au grand axe. Le liquide que renferment ceux-ci, ne s'é-
chappe point au dehors par l'effet de la pesanteur, mais par la contraction simultanée de toutes les fibres qui constituent les parois de
ce vase. (Nous ne parlons pas des oreillettes ici, nous y reviendrons).
A tous égards le cœur double agit (sauf des avantages étrangers à
la question) comme si deux cœurs simples étaient placés sur deux
points du cercle circulatoire. Nous avons fait ressortir ce fait dans notre
premier mémoire, communiqué à la Société de biologie en 1849
(Voir Muller, 2ᵉ édit. Nysten, 10ᵉ édit.). On peut donc faire tous les
raisonnements fondamentaux comme sur un cœur simple. Cette opinion m'est commune avec Valentin (de Berne), M. Gavarret, etc.

CHAPITRE Iᵉʳ.

THÉORIE DU RECUL.

Ceci étant posé, il y avait à établir un premier principe fondamental de physique, à savoir qu'un vase à parois mobiles (par con-

2

tractilité ou par élasticité), est dans les mêmes conditions qu'un vase à parois fixes.

À cet effet nous avons formulé le théorème suivant :

THÉORÈME.

Il s'agit de démontrer qu'une enveloppe contractile, chassant un liquide de son intérieur, par une ou plusieurs ouvertures placées dans sa paroi, éprouve *avant toutes choses*, une réaction rectiligne dirigée en sens inverse de la résultante des forces qui représenteraient l'intensité des jets.

En effet :

Il suffit pour rendre cette proposition évidente de s'appuyer sur deux principes fondamentaux d'hydraulique et de mécanique.

1. Le premier établit que, toutes les fois qu'une paroi fixe fermée est pressée de toutes parts par un liquide, et lui donne issue par un quelconque de ses points (qu'il y ait entrée ou non par tout autre point), la pression du liquide sur ce point étant supprimée, le vase subit des réactions différentes de celles qu'il subissait lorsque l'écoulement n'avait pas lieu ; il y a tendance au mouvement, en vertu du changement d'intensité et de position de la résultante finale, qui ne peut plus être égale à zéro, si elle l'était primitivement.

2. Le second principe établit que dans les phénomènes des chocs des corps, les forces qui naissent sont identiques, quel que soit le corps choquant, à celles qui auraient lieu si l'un des corps étant en repos, l'autre était animé subitement de la vitesse *relative* qu'il possède par rapport au second, dans leur commun mouvement.

Or dans le cas présent, nous avons une enveloppe contractile ou élastique, expulsant un fluide fixe, par sa compression.

Le phénomène se passera exactement, quant aux réactions produites, comme si nous avions une enveloppe fixe contenant un fluide élastique dont le volume augmenterait.

Dans ce second cas, qui est celui des fusées d'artifice, du recul des armes à feu, il y a tendance au déplacement de l'enveloppe, en sens inverse du jet fluide.

Donc, notre proposition ramenée à une proposition évidente, est démontrée.

Cette déduction nous fournit un corollaire général :

Toutes les fois qu'une cavité close à parois mobiles expulse un liquide par un orifice, cette cavité aura une tendance au recul.

Appliquant ce principe à l'économie vivante, nous devons admettre que la vessie, par exemple, et d'autres organes creux peuvent se trouver, au moins dans des circonstances données, dans le cas du cœur.

La nature de la paroi ne saurait exercer une influence directe dans cette question; sa mobilité sans doute a pour condition, certaine composition; mais c'est la propriété d'être mobile qui constitue la condition physique immédiate dont nous avons à nous occuper.

Dans le cœur, les parois mobiles sont de nature musculaire, c'est la contractilité qui produit la mobilité, mais une contractilité spéciale, comme on verra. Nous n'aurions pas besoin de discuter la contractilité puisqu'elle n'est pas en question, mais seulement ses effets: la mobilité de la paroi, on ne pourrait trop le répéter. En disant que le problème physique peut être résolu avec le cœur simple, nous avons eu égard à ce qu'il y a de plus essentiel dans le mode d'action du cœur.

Dans un cœur double, voici ce qui se passe : d'abord chaque cœur produit, cela va sans dire, le même genre d'effet. Il s'agit de savoir comment les forces produites sont dirigées, quelle est leur intensité relative. Tout le monde admet que les deux orifices aortique et pulmonaire se croisent en X; il en résulte que les deux courants sont dirigés angulairement, et que la direction finale est celle de la diagonale du parallélogramme construit sur les deux lignes représentant ces deux forces.

Or, la somme des fibres contractiles étant plus forte dans le cœur

gauche que dans le cœur droit, c'est le premier qui influe le plus
immédiatement sur la direction du mouvement final.

On voudra bien remarquer que, dans l'énoncé de notre théorème,
nous avons admis implicitement la pénétration du liquide par un
orifice, et la sortie par un autre. Ce point admis, parce qu'il ne
change rien aux conditions physiques énoncées du *recul*, le rôle des
oreillettes à notre point de vue actuel est nul. Nous y reviendrons
dans la partie historique.

Telle est la solution théorique du problème ; elle satisfait aux exi-
gences les plus rigoureuses de la mathématique.

Quand il s'agit de l'application d'un principe fixe, toute la diffi-
culté gît dans l'opportunité et la justesse de cette application. Alors
donc, que l'on arrive à ramener l'inconnue dans chacun de ses éléments à des données très-connues, le problème est résolu ; il suffit
de substituer à chaque élément sa valeur.

Toutefois, nous avons cru devoir entrer dans une voie qui répond
davantage aux besoins de notre époque, et qui sera, nous l'espérons,
féconde en résultats. Après avoir analysé le phénomène de la contraction et de la dilatation, les mouvements partiels qui les accompa-
gnent, puis enfin l'ictus, le mouvement de totalité, nous avons conçu
la pensée de nous créer une voie expérimentale.

L'observation de ces phénomènes sur le vivant nous a appris ce
qu'il y a à étudier ; mais leur nature si complexe, leur multiplicité,
leur instantanéité, leur presque simultanéité, la mort très-rapide
des animaux ne permettent guère d'asseoir des principes fixes sur la
seule observation. Nous n'en voulons pour preuve que les innombra-
bles et contradictoires doctrines professées aujourd'hui encore sur
cette question. Cependant il en est qui touchent plus près à la réalité,
et alors qu'il nous faudra détruire les autres, nous nous efforcerons
toujours de rendre justice et hommage à qui de droit.

Les vivisections peuvent encore cependant nous rendre un im-
mense service dans cette question ; il est telles expériences sur le
vivant qui nous éclaireraient sur bien des points si elles devenaient

possibles. Nous fûmes à notre grand chagrin éloigné de cette voie, il y a deux mois, par de redoutables accidents ; quand nous serons à même, nous sonderons avec empressement cette source de lumières.

CHAPITRE II.

EXPERIENCES SUR LES COEURS D'ANIMAUX ET D'HOMMES.

L'idéal dans l'espèce, c'est de voir un cœur naturel extrait d'un animal et en contraction éprouver ce phénomène du recul par le fait de l'expulsion d'un liquide. Or, quel moyen nous permet d'obtenir un semblable effet? L'électricité arrête le cœur dans les conditions ou les autres muscles fonctionnent avec activité ; puis la contractilité disparaît très-vite. Le sang, il est vrai, la lui conserve un peu ; c'est ce qui nous a conduit à l'expérience suivante que l'état de notre santé nous a empêché de réaliser. Arracher un cœur rapidement sur un animal, le suspendre, y pousser de son sang ou de celui d'un autre avec la température de 39°.

Est-il besoin aujourd'hui de prouver que le cœur arraché qui se contracte, se dilate et subit alors un changement de volume et un déplacement de son centre de gravité, n'éprouve nullement le déplacement de totalité, que le liquide expulsé peut seul à notre avis déterminer? C'est un fait d'observation que chacun peut vérifier comme nous l'avons fait maintes fois ; de plus, des observateurs très-éminents, tels que M. Claude Bernard, puis M. Beau, etc., sont de cet avis.

Ainsi ce fait-là ne peut pas nous être opposé, puisqu'il n'est pas question de savoir si le cœur peut se contracter dans l'air et *sur de l'air*. Du reste, si l'on observait un jour une espèce de mouvement dans cette circonstance, c'est à cette dernière condition qu'il faudrait l'attribuer, condition générale énoncée dans notre théorème.

Il faut donc un liquide et spécialement du sang pour faire cette expérience ; car l'eau ou d'autres liquides arrêtent plutôt la con-

traction : cela était aisé à prévoir. Bien d'autres recherches de ce
genre sont combinées et étudiées, et sous peu nous en donnerons
les résultats.

Avant d'arriver à des vivisections, nous avons eu la pensée de
nous rapprocher des conditions physiques de la vie le plus possible.
C'était dans la forte période du choléra ; nous nous procurions faci-
lement des cœurs humains ; cependant nous avons expérimenté sur
d'autres cœurs que des cholériques. Nous suspendions un cœur, puis
après avoir fermé toutes les ouvertures moins une, nous chargions le
cœur et nous l'ouvrions instantanément, comme il sera décrit plus
tard. Le cœur était entièrement distendu sous l'effort de la pression.
En revenant sur lui-même, il produisait l'effet principal de la contraction ; eh bien ! *il éprouvait chaque fois* un recul. Quelques mots
d'explication sont nécessaires ici pour que l'on nous entende bien
sur ce mot *recul*.

Le recul est un phénomène qui n'a été étudié jusqu'à ce jour que
par les physiciens. Dans chacun des cas qu'ils ont eu à envisager,
qu'il se soit agi de gaz, de vapeurs, de liquides, les choses se pas-
sent simplement, et un calcul basé sur l'appréciation des *masses*, etc.,
donnait l'étendue du mouvement, son intensité, sa direction.

Aujourd'hui, il n'en est plus ainsi : le recul apparaît dans des conditions nouvelles ; conditions fort simples, alors que l'on veut bien
les analyser, mais très-compliquées pour celui qui ne les envisage
que synthétiquement.

Que le cœur soit assez libre pour subir une locomotion, cela n'est
pas douteux. Il ne s'agit pas d'une translation analogue à celui d'un
battant de cloche, dirions-nous avec M. Bérard ; le mouvement est
peu étendu ; mais ceci est accessoire. Il est considérable dans une poitrine, au moment où on l'ouvre. Or, du moment où il existe, il faut
l'étudier tel qu'il est, sans s'égarer dans de stériles discussions.

Si, d'une part, la presque plénitude de la cage thoracique apparaît
comme l'un des obstacles, la consistance du poumon, sa disposition
semblent devoir favoriser ce mouvement. Ce que l'on a dit de la ré-

traction du poumon pendant l'inspiration, et qui serait très-favo-
rable à notre doctrine, nous le rejetons, en tant qu'il n'existe pas de
relation entre ces deux phénomènes : mouvement du cœur et mouvement du poumon, ni pour la durée ni pour la fréquence ; c'est
un argument inutile ; il serait nuisible, s'il en était besoin, pour justifier le but principal de ce travail. Le cœur étant adhérent par
sa base, mais non pas fixe (ce qui ne changerait rien), étant de
plus disposé de telle façon qu'il repose en partie sur le ventricule
gauche, dirigé obliquement, la pointe en avant, etc. ; la direction
du mouvement de recul ne peut être, ne doit être donnée rigoureu-
sement ; il en est ainsi de tous les phénomènes vivants. Le *mode* de
déplacement est subordonné aux obstacles, comme le *déplacement*
en lui-même est subordonné aux différentes conditions mathémati-
ques énoncées dans notre théorème ; et, pour nous servir d'une
comparaison, nous dirons : tel corps chimique produit telle réaction avec telle substance ; l'expérience nous dira si telle substance
se rencontre dans l'organisme, et dans quelles conditions elle s'y
trouve. Si la substance s'y trouve, si un produit nouveau s'y forme,
produit qui est celui-là même que vous avez observé hors de l'organisation, vous conclurez à l'analogie, l'identité n'existant jamais
entre deux phénomènes vivants, à plus forte raison entre un être
vivant et un phénomène inanimé. La nature est un livre, a dit Lie-
big ; si vous lui posez mal les questions, il ne vous répondra pas.
C'est le cas de se rappeler cette judicieuse pensée de l'un des esprits
les plus éminents de notre époque, et qui a lu dans ce grand livre,
on sait avec quel succès, grâce à ce principe. Que l'on ne nous ob-
jecte donc pas ces dispositions anatomiques de *rapport*, de *liens*, etc.

A présent, que l'on veuille bien remarquer avec nous que l'intensité d'une force (choc-recul) peut être représentée de deux manières
bien distinctes. Dans un corps de petite masse, l'intensité d'un mouvement communiqué se traduira, par exemple, par l'étendue du tra-
et qu'il aura parcouru. Dans un corps de masse plus grande, le
mouvement communiqué se traduira par un trajet plus petit, la

masse absorbant une partie. Un physicien dirait simplement : les *quantités de mouvement* sont égales dans les deux cas : M. $v = m$ V.

Les moyens d'union du cœur, en mettant cet organe en continuité avec le corps, quoique incomplétement, lâchement, ont pour effet une communication de mouvement plus grande que si le cœur était presque libre à sa base. Il en est de même lorsqu'un grand hydro-péricarde vient à entraver presque complétement ses évolutions, et au point de rendre le battement presque imperceptible.

L'une de ces expériences rend ce principe, consacré d'ailleurs, très-palpable.

CHAPITRE III.

EXPÉRIENCES AVEC LES CŒURS ARTIFICIELS OU POCHES EN CAOUTCHOUC.

Nous avons insisté plus haut, et à différentes reprises, sur la nécessité de voir, surtout dans la mobilité de la paroi, le fait physique nouveau et important, puisque le recul est admis, décrit et prévu dans tous les cas des parois fixes, etc. (voir le théorème.)

Après avoir ramené en principe le cas de la *mobilité* au cas de la *fixité*, nous avons voulu démontrer ce fait. M. Pouillet voulut bien nous dire, qu'il considérerait comme nous, le problème résolu, si une poche en caoutchouc subissait le recul.

Comment faire fonctionner une poche en caoutchouc et de façon à obtenir les effets du cœur?

La contractilité est une propriété qui permet à certaines substances organisées de se raccourcir dans un sens, et d'augmenter de diamètre dans l'autre, alternativement.

Le *résultat* de la contractilité *est la locomotion* ou changement de place soit d'une ou de plusieurs des parties de l'élément par rapport

à une autre, soit de la *totalité de ce corps* par rapport aux objets voi-
sins.

La contractilité est musculaire, ou bien dartoïque, ou enfin vibra-
tile, selon les espèces d'éléments anatomiques qui en sont doués
(Ch. Robin).

La contraction musculaire produit des mouvements simples ou
composés : ces derniers résultent de l'action simultanée de plusieurs
muscles ; le mouvement, dans ce cas, a lieu suivant la résultante des
forces, etc. (Ch. Robin).

Si l'on n'envisage que le résultat, il est évident qu'une contraction,
suivie de son relâchement, produit le même effet, mais en sens inverse, que nous produisons à volonté sur un tissu élastique. Le phénomène de la rétraction d'un élément élastique allongé a le même
résultat que la contraction d'un muscle en état de stabilité, comme
disent les Allemands. Supposez enfin que l'électricité ait de l'action
sur le caoutchouc, et vous aurez encore des effets analogues.

Ensuite il est aisé de voir que, dans le tissu cellulaire, la propriété
contractile est déjà bien plus obscure que dans les muscles ; et c'est
pour cette raison aussi qu'elle y fut méconnue ; elle s'y comporte de
telle sorte, que pendant longtemps elle y fut confondue avec les éléments de l'élasticité.

Bien d'autres rapprochements *physiques* seraient possibles, si le
temps ne nous pressait aujourd'hui.

Mais le point d'analogie fondamental est dans le *résultat*, la locomotion des parois.

Or déjà nous avons mis à profit l'élasticité du tissu musculaire,
privé de vie, en distendant avec effort des cœurs ; la rétraction qui
s'ensuivait ne différait en rien, quant à ces effets généraux, de ceux
d'une petite contraction.

Ainsi, nous fûmes amené à *expérimenter des poches qui représenteraient le cœur simple, et qui, distendues à volonté par de l'eau sou-
mise à de fortes pressions, produiraient, en se rétractant, l'effet d'une*

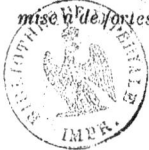

3

contraction. Nous eûmes alors recours à M. le Dr Gariel, qui nous livra avec un grand empressement tous les objets dont nous avions besoin. Le caoutchouc vulcanisé se prête admirablement à toutes les expériences de physique. De plus, comme il s'agissait de construire des objets analogues, *physiquement* parlant, à ceux d'un être vivant, nous ne pouvions mieux trouver qu'un collègue aussi habile.

D'autre part, la nécessité de mettre nous-même la main à l'œuvre, nous fit chercher quelque personne capable de nous seconder. M. Silbermann, du collège de France, et son jeune aide, M. Werner, nous furent de la plus haute utilité, tant par leur grande complaisance que par la sagacité qu'ils ont apportée dans leur concours.

Pour commencer, nous avons donc fait construire de simples poches pyriformes, telles que O C, fig. 1.

La poche devait remplir bien des conditions pour réaliser notre but; son élasticité, sa capacité, ses orifices, etc., sont autant d'éléments à prendre en considération.

Première condition : la poche devait être suffisamment élastique ; le caoutchouc vulcanisé, comme on sait, possède cette propriété à un haut degré.

Il fallut ensuite combiner la force élastique avec la capacité. En effet, une poche revenant sur elle-même avec d'autant plus d'énergie qu'elle aura été plus distendue, d'une part, et qu'elle sera plus épaisse, d'autre part, il en résulte qu'il faut, pour une poche très-forte, bien moins de liquide pour obtenir la même puissance que pour une poche mince.

D'ailleurs, sous l'influence de pressions très-fortes, les poches minces sortent des limites de leur élasticité, et ne se rétractent plus.

La capacité de chacun des deux cœurs humains est d'environ 75 grammes, en grosse moyenne. Toutefois, que l'on se rappelle bien que ces quantités ne s'ajoutent pas au point de vue des *résultats dynamiques* du recul, puisque les deux forces sont divergentes.

Nous avons donc choisi des poches qui, distendues par 40 à 100 grammes d'eau, répondaient à l'effort supposé du cœur. On verra notre procédé d'appréciation. Nous avons dit effort supposé ; car la pression du sang *dans le ventricule contracté* n'est pas directement connue. Maintes fois, nous avons essayé de le savoir avec M. Bernard, et les difficultés furent toujours très-considérables. Nos chiffres sont très-arbitraires ; mais il serait d'ailleurs oiseux de viser à un rapprochement impossible, même dans la nature.

On peut admettre sans erreur sensible pour la question qui nous occupe, que les réactions mécaniques partielles subies par différentes parties du cœur et transmises constamment à la masse entière du viscère qu'elles tendent à mettre en mouvement chacune suivant sa direction, on peut admettre, disons-nous, que ces réactions partielles s'appliquent chacune de son côté au centre de gravité du cœur complet.

Cela posé, et considérant, comme cela a été admis plus haut, que chacune d'elles est dirigée en sens inverse du courant expulsé, et possède une intensité proportionnelle à la force de ce courant, nous représenterons ces deux forces par les deux lignes G A et G B. Celle G A, correspondante au ventricule gauche, aura une valeur environ triple de celle correspondante au ventricule droit. L'unité sera, si on le veut bien, un centimètre de longueur pour représenter la force du ventricule droit. Par conséquent, la force du ventricule gauche sera représentée par une ligne de 3 centimètres.

Construisant maintenant sur ces deux directions le parallélogramme ordinaire des forces, nous obtiendrons pour résultante définitive des réactions dues à l'expulsion immédiate du sang, la diagonale G C du parallélogramme.

Une construction géométrique très-simple, et une mesure immédiate de la longueur obtenue, donne pour cette résultante 0^m. Voy. fig. 3.

Cette poche *a* devait être chargée de liquide ; *b*, ce liquide devait être expulsé instantanément ; *c*, le liquide devait sortir par un orifice qui s'ouvrit au moment de l'expulsion.

Pour atteindre ce dernier but, il fallait nécessairement recourir à un ressort qui, lâché, donnerait la liberté à notre orifice (o). Un deuxième orifice devint indispensable, le premier étant fermé à l'avance par le ressort.

C'est par ce second orifice, placé inférieurement, en c, que nous chargeons la poche.

Nous chargeons la poche à l'aide d'une pompe, à robinet inférieur, telle que les pompes à injections. A l'aide d'une pièce intermédiaire, nous établissons et nous supprimons la communication à volonté.

Mais comme nous tenons à apprécier nos expériences numériquement, nous mesurons, à l'aide d'un manomètre mis en communication avec la poche, en c, la pression intérieure du liquide.

Puis, à l'aide d'une forte pince, on ferme la poche inférieurement.

Revenons au ressort. Il devait partir instantanément afin de mettre l'orifice en pleine liberté, au moment même où la rétraction devenue possible, expulsait le liquide.

Notre première pensée fut de prendre un ressort à deux branches convexes qui, adossées, pinceraient l'orifice; qui, lâchées, lui donneraient la plus grande liberté possible. M. Bourdon, notre intelligent fabricant, nous ayant fait observer les inconvénients de cette forme de ressort, nous nous sommes décidé, pour celle que l'on voit, en P l; un pivot droit avec une branche convexe.

Pour faire partir ce ressort instantanément et sans y toucher, nous l'avons fixé avec une ficelle, disposée de telle sorte qu'elle pût être brûlée aisément à distance.

Le ressort devait être puissant, et en rapport avec l'effort explosif qu'il a à supporter pendant l'adossement des deux branches. Cependant il devait être d'un maniement facile pour ne pas demander trop de temps et de peine lors de chaque expérience.

Notre but, étant ainsi rempli, nous avons expérimenté le recul d'abord sur une pendule ; les résultats dépassèrent même nos prévisions. On avait adapté un petit appareil sur la lentille, et l'oscillation devait donner le recul. La poche était horizontalement couchée un orifice en avant l'autre en arrière, comme un canon. Il n'y eut pas une oscillation seulement, mais une secousse vigoureuse avec projection.

Toutefois les complications de la balistique, le désir d'élargir nos expériences nous firent renoncer à cet appareil.

Aujourd'hui notre poche est disposée sur un dynamomètre consistant en une lame d'acier trempée; le recul, au lieu d'être horizontal, comme dans le pendule, est vertical de haut en bas.

La lame dynamométrique (LD) est surmontée d'un pivot vertical en bois (TS) portant le ressort qui y est fixé perpendiculairement, et *pesq* parallèlement à la lame.

La poche (C) est verticalement placée de façon à ce que son orifice principal soit pris par ses lèvres entre ses branches; inférieurement la poche présente l'orifice de chargement, auquel on arrive très-facilement, grâce à une entaille qui la rend très-mobile: un petit pinceau (GL) horizontalement disposé exécute des excursions sur une plaque noircie (VX); *ah* représente une excursion oscillatoire du pinceau. Les pièces étant décrites, nous allons succinctement donner la description d'ensemble d'une expérience.

On dispose une poche *e* sur l'appareil, on pince l'orifice entre les branches du ressort, que l'on maintient à l'aide d'une ficelle; puis on fait inférieurement le vide de la poche par aspiration; on foule avec des efforts variables le liquide dans la poche; arrivé à un certain degré de distension on s'arrête; on met la poche en communication avec le manomètre et on obtient une pression *p*; on ferme la poche. Le poids du liquide abaisse la poche, c'est-à-dire le dynamomètre, alors on dispose la lampe *r* sous la ficelle; celle-ci s'ouvre, l'eau jaillit, la lame s'abaisse. Le pinceau LG a marqué l'étendue de l'excursion; la poche étant vide, la lame remonte au point de départ par son élasticité. Il nous est facile d'apprécier à quel recul le poids *p'* correspond une quantité de liquide *p"* sous une pression *p*. En effet, on fait affleurer, qu'on nous passe l'expression, à l'aide de poids placés sur le lieu même où reposait la poche distendue, le pinceau avec ses deux points d'arrêt Soit que la poche vide ait correspondu à a^o, la poche chargée à b, l'excursion du recul à d, en tarant chaque amplitude on a les chiffres demandés.

Une question très-importante se présentait dès l'abord : ce ressort ne détermine-t-il pas d'oscillations par ses vibrations au moment où on lâche la détente.

Tout le monde a pu le voir, et nous l'avons répété, un diapason que l'on fait vibrer sur une table subit une vraie translation; dès lors il faudrait faire une part au ressort. Eh bien, il n'en est rien, pour notre appareil du moins. Avec le ressort qui nous a servi bien plus de cent fois, il n'y a pas de vibration lorsqu'on le fait partir seul; mais un ressort plus puissant que nous avons fait construire nous a présenté cet inconvénient.

Du reste, il est un effet fâcheux que l'on peut produire à volonté, à savoir, une torsion de la lame dynamométrique toutes les fois que le ressort ne lui sera pas parallèlement fixé, parce que ses vibrations tendent à le ramener dans le parallélisme avec la lame.

Il était capital de disposer le ressort comme nous l'avons fait, c'est-à-dire le faire partir sans y toucher. Pour cette raison aussi nous mettons le dynamomètre dans une complète immobilité; toute oscillation ne peut donc être attribuée qu'à la seule cause que nous étudions, le *recul*.

Telle est la concluante expérience dans sa plus grande simplicité ou généralité.

Nous avons cru devoir l'étudier spécialement dans chacun de ses éléments, afin d'apporter des données expérimentales sur les causes qui feront varier l'intensité du recul. La théorie mathématique nous guida, mais nous donnerons les chiffres avec toute leur nudité pour que chacun apprécie les concordances ou les anomalies, sauf à les justifier, puisque nous faisons l'application des sciences exactes.

Quel rapport y a-t-il entre l'étendue de l'orifice et l'intensité du recul? Quel rapport y a-t-il entre la pression et l'étendue du recul? Quel rapport y a-t-il entre la quantité de liquide, l'étendue de l'orifice, la pression du liquide et l'intensité du recul ? Ces expériences nombreuses ont exigé un temps considérable.

Pour en tirer des lois, il eût peut être fallu les multiplier encore. Mais ceci nous aurait entraîné dans une direction un peu trop physique, et nous eût condamné à renoncer à des expériences plus biologiques.

Evidemment, pour répondre à chacune de ces questions, nous avons dû isoler les éléments, de façon à avoir des données constantes et à ne varier qu'une circonstance qui dès lors pouvait être comparée dans les différentes expériences. Nous avons commencé par une *pression constante*. En prenant une pression de 190 millim. et en *variant* les quantités d'eau, voici le tableau que nous avons pu former.

Pression.	Poids de l'eau.	Recul en poids
1 — 190ᵐᵐ.	127 grammes.	273 grammes
2 — 190	97 —	173 —
3 — »	50 —	120 —
4 — »	45 —	35 —
5 — »	35 —	30 —

Par ces expériences il est établi, à n'en pouvoir douter, que le recul a une relation directe avec la quantité de liquide expulsé. La pression devant rester la même, et la quantité de liquide diminuant à chaque expérience il fallut nécessairement augmenter la puissance de la poche. Nous avons fait faire, à cet effet, des poches très-fortes, de plus, des poches très-minces qui pussent être superposées aux autres, et qui en augmenteraient la puissance dans des proportions assez faibles. Les irrégularités dans les chiffres s'expliquent en partie par ce fait que l'on faisait varier nécessairement l'orifice.

Dans les expériences suivantes nous avons pris *un poids d'eau* de 75 grammes pour *constante* et la pression pour *variable*.

Poids de l'eau.	Pression.	Recul.
1 — 75 grammes.	80ᵐᵐ.	86 grammes.
2 — 75 —	220	145 —
3 — 75 —	230	175 —
4 — 75 —	360	210 —
5 — 80 —	390	220 —

Il est non moins évident qu'il y a un rapport simple entre la pression et l'étendue du recul. Comme pour la quantité d'eau, la théorie faisait prévoir ces résultats. Ces effets se combinent et alors le recul est en raison composée des différents éléments. Mais nous avons encore d'autres éléments à analyser avant de conclure.

Comme dans les précédentes expériences il fallut des poches différentes et multiples pour que 75 grammes ne produisent pas toujours la même pression.

Voici maintenant des expériences complétant quelques-unes des précédentes. La pression était constante. Pour la première fois nous avons tenu compte du diamètre de l'orifice que nous avons pris constant aussi. Le poids de l'eau a seul varié.

Diamèt. de l'orifice.	Pression.	Poids de l'eau.	Recul en poids.	Recul en millim.
	230ᵐᵐ	66 gr.	104 gr.	33,5ᵐᵐ.
19ᵐᵐ ½	—	58	89	28
	—	47	67	21,5
	228	47	65	21
13.........	230	47	45	13,5
22,5.......	226	50	62	20

Ces dernières expériences ne présentent pas à notre grand regret assez de termes de comparaison. Elles remontent à une époque où ne pouvions plus guère nous en occuper. Nous les donnons pour ce qu'elles valent. On voit à présent qu'avec une même pression, un même orifice, des quantités différentes de liquide produisent des reculs assez proportionnels à ces différences. On voit par les dernières expériences du premier groupe, et celles du second groupe, qu'en diminuant le diamètre de l'orifice on a un décroissement très-notable dans le recul.

Lorsque l'on se sert de l'orifice, tel qu'il existe sur la poche élastique, on prévoit ce qui doit arriver : suivant la quantité de liquide et sa pression, il fera un effort variable pour s'échapper au-dehors. Cet effort tend à ouvrir l'orifice, dans une étendue proportionnelle à son intensité. Pour pouvoir apprécier l'influence du diamètre de l'orifice, avec des variations dans la pression ou dans la quantité de liquide, nous avons introduit et fixé une petite virole en laiton dans l'ouverture, et de telle sorte que rien ne pût changer.

Dans le dernier tableau, on voit figurer une colonne de mesures millimétriques du recul. A cet effet on mesurait la corde de l'arc décrit pendant l'oscillation du dynamomètre.

CHAPITRE IV.

EXPÉRIENCES SUR LES POCHES AUGMENTÉES D'UN TUBE VASCULAIRE LIBRE.

Imiter l'œuvre de la nature, et mesurer ainsi la justesse de chaque interprétation par une expérience qui en soit la *réalisation*, tel est notre guide pratique.

Pour imiter l'œuvre de la nature, nous fûmes logiquement conduit à commencer par des appareils simples, rudimentaires et à les compliquer successivement par l'addition de parties nouvelles.

Alors les expériences deviennent chacune un vrai dédoublement des phénomènes vivants. Chaque effet particulier se rattache immédiatement à la cause qui le produit.

L'ensemble des effets au lieu de nous apparaître comme un réseau

4

inextricable de difficultés, n'a plus que le caractère d'une synthèse bien assise sur une analyse préalable.

Le liquide en sortant du cœur ne s'échappe point à l'air libre, mais bien dans un vaisseau plein et soumis à une certaine pression.

C'est à vrai dire là, la seule pression du sang que l'on ait pu apprécier convenablement, en introduisant la branche recourbée d'un manomètre dans la carotide, ou dans quelque autre vaisseau.

Voici ce qu'on observe dans ces cas : Le mercure monte à une certaine hauteur qui représente la pression constante du vaisseau, puis à chaque systole la pression s'augmente d'une quantité variable, mais le mercure monte toujours lors de la systole pour retomber pendant la diastole.

Cette question, plus complexe qu'elle ne le paraît à première vue, a été l'objet de récentes investigations (M. Bernard), et, pour notre propre compte, nous pensons pouvoir bientôt publier quelques recherches sur la signification et les conséquences de ce phénomène si intéressant à observer sur des chevaux, p. ex. Revenons au sujet.

Puisque le liquide pénètre dans un vaisseau rempli de liquide soumis à une pression constante, nous avons pensé devoir adapter à notre poche une aorte en caoutchouc (voy. O R, fig. 1). On la fixe sur la virole de l'orifice, qu'elle pince en se resserrant, et, de plus, on l'entoure d'un fil de cuivre.

On expérimente alors sur la poche comme si elle était seule. Nous avons cherché à savoir quelle influence l'aorte vide pouvait exercer sur le recul de la poche qu'elle surmonte, et il semblerait qu'elle le diminue ; mais cette expérience ne nous paraît pas complète.

Au contraire, nos résultats furent très-nets quand il s'est agi de savoir l'influence de l'aorte pleine.

A cet effet, on pince la poche et on engage l'extrémité de l'aorte, avec celle-ci, dans le ressort. On charge la poche, on prend sa pression ; on charge l'aorte par l'un des tubes vasculaires, après avoir fermé les autres (destinés à d'autres expériences) ; on prend la pression, que l'on rend toujours moindre dans le ressort, puis on fait partir le ressort.

Nous avons dû expérimenter la même poche avec la même pression, et, sensiblement, le même poids d'eau.

Or, voici ce qui arrive : le recul est plus fort dans cette circonstance que lorsque l'on se sert de la poche libre. Nous en avons inféré que cela devait être attribué à l'aorte faisant fonction de seconde poche. Pour le prouver, nous avons expérimenté l'aorte seule, surmontant la poche vide. En prenant toutes les circonstances identiques, nous avons trouvé que le recul de la poche et de l'aorte représentait très-exactement la somme des reculs de chacun d'eux.

Pression de la poche.	Pression de l'aorte,	Poids de l'eau de l'aorte.	Poids de l'eau de la poche.	Recul en poids.
164ᵐᵐ	110ᵐᵐ	15 gr.	32 gr.	22 gr.
164	»	»	32	17
»	110	15	»	5

Nous avons deux autres tableaux tout aussi rigoureux, et qu'il est par conséquent inutile d'ajouter.

L'aorte se comporte d'ailleurs, à tous égards, dans cette expérience, comme une poche; le diamètre, la quantité de liquide, la pression, sont dans le même rapport solidaire.

CHAPITRE V.

REDRESSEMENT DE LA COURBURE DE L'AORTE.

Dans chacune des expériences faites avec l'aorte libre, nous avons vu un redressement très-notable de la courbure de l'aorte; ce fait n'est pas douteux. Or W. Hunter avait dit : « Le sang étant lancé dans un tube recourbé qui est l'aorte, cette artère, au niveau de la courbure, fait effort pour devenir rectiligne, afin d'accroître sa capacité; mais comme l'aorte est le point fixe, etc., tandis que le cœur est en quelque sorte le point mobile, l'influence de sa propre action se porte sur lui-même, et il est repoussé en avant contre la surface interne de la poitrine. Nous voyons la locomotion du cœur théoriquement attribuée à ce redressement; or, il n'en est rien. Le recul de la poche suit immédiatement l'ouverture de l'orifice; le redressement est consécutif, quoique de très près; il devrait donc produire un second recul, à moins que l'on n'admette qu'il prolonge le premier; mais son instantanéité ne permet guère de l'admettre. D'ailleurs, si ce redressement tendait à faire reculer, cette tendance ne s'effectuerait point, à cause de son peu d'énergie. Tout cela est expérimental. Le redressement tend plutôt à une translation de l'arbre artériel.

Dans l'expérience du recul obtenu par l'aorte seule, il nous sera facile d'isoler l'élément en question. Un tube droit, placé dans les mêmes conditions, sera expérimenté d'ici à quelques jours; nous l'attendons des mains de l'ouvrier.

Ainsi, jusqu'à présent, si nous ne nions pas définitivement cette tendance, nous ne disons pas influence, du moins devons-nous la considérer comme très-minime.

CHAPITRE VI.

EXPÉRIENCES SUR DES POCHES AVEC AORTE FERMÉE, PAR UNE COLONNE LIQUIDE MOBILE (NON EN MOUVEMENT).

Le liquide sortait librement de l'aorte dans les expériences précédentes. Dans la nature, il marche dans un cercle clos; dans les vaisseaux où on l'a suivi, il paraît être soumis à une pression constante. C'est une condition que nous avons réalisée, en grande partie du moins, dans l'appareil complet de la fig. 2.

A l'aorte OR, fig. 1, nous avons substitué ORQ, tube en caoutchouc également, soutenu et fixé très-fortement sur le pivot, qui y remplit le rôle de la colonne vertébrale. Le tube tout entier est rempli d'eau, faisant équilibre à une colonne de mercure de 110 millim. La colonne d'eau est de 400 millim. ; la colonne de mercure qui y répond, de 30 mill. environ ; il y a donc 80 mill. de pression.

D'ailleurs, pour apprécier le poids de la colonne d'eau, il suffit d'ouvrir la poche ; elle se vide ainsi que la crosse, et l'élasticité du tube chasse l'excès.

La crosse de l'aorte est en outre maintenue par une tige qui est adaptée en I.

Voici maintenant l'expérience : Les deux pièces de l'appareil étant chargées séparément, on fait partir la poche ; tout aussitôt nous avons un recul. D'autre part, le liquide projeté hors la poche par l'excès de pression soulève la colonne de mercure NM ; mais la poche, au lieu de se vider, comme dans les autres expériences, continue à renfermer du liquide à la pression minime des deux vases, communiquant librement, à présent.

Dans les conditions de la vie, après que le cœur s'est plus ou moins vidé, le liquide y afflue comme par aspiration, tandis que les sygmoïdes s'opposent au retour de la colonne expulsée ; de plus, la colonne liquide est en mouvement. Mais un fait est devenu très-évident pour nous, c'est que la force de contraction que déploie le cœur est plus considérable que la pression artérielle ne le ferait supposer ; car jamais, sans cela, le cœur ne parviendrait à lutter *avec avantage complet* (par l'expulsion de tout son liquide) contre une colonne de 140^{mm} de pression, moyenne de beaucoup de vivisections. Il est devenu manifeste aussi que cette force d'expulsion est bien favorisée par le vide partiel des oreillettes à l'autre extrémité du cercle ; nous disons des oreillettes, et à tort, car la relation physique de l'appareil respiratoire avec l'appareil circulatoire est encore à établir. On respire 16 à 18 fois tandis que le cœur bat 65 à 70 fois ; ne pas l'oublier.

Mais, dans l'étude du mouvement du sang lui-même, on a sacrifié très-souvent l'hydrodynamique, en perdant de vue l'existence d'un cercle unique, clos, où toutes les forces sont appréciables. Très-prochainement, nous donnerons des faits théoriques et expérimentaux sur ce point important.

A notre appareil manquent donc deux soupapes : l'une, pour s'opposer au retour du liquide expulsé par la poche ; l'autre, pour faire communiquer celle-ci avec un réservoir, un *puisard*. Dès lors il n'y a plus qu'à faire communiquer directement l'extrémité de notre tube avec celui-ci, ou à l'aboucher directement dans la poche pour avoir le cercle clos et physiquement complet. (Nous manquons cependant encore du mouvement de la colonne.)

C'est la fabrication des soupapes qui a retardé cette expérience ; mais décidé à refaire le cœur dans tous les éléments qu'il sera possible d'y construire, pour étudier les bruits, etc., nous nous arrêtons là aujourd'hui, pressé par le temps et des circonstances bien involontaires.

Nous avons introduit une dernière petite modification dans le procédé expérimental. Voici ce qui l'a motivée.

Lorsque la poche expulse le liquide, à mesure que celui-ci pénètre dans le canal, son poids s'ajoute à celui de la colonne, et comme il n'y a pas d'issue, la quantité de liquide expulsée s'en trouve très-limitée.

Pour parer très-légèrement à cet inconvénient, nous avons raccourci sur un manomètre la branche libre ; quand nous chargeons l'aorte, nous faisons affleurer le mercure au bord libre de cette branche ; la moindre impulsion fait déverser le mercure, dont la quantité représente alors celle du liquide expulsé dans l'aorte, ou mieux, MV. Par là du moins l'expulsion est un peu plus complète.

Le premier procédé nous permettait d'apprécier la quantité de liquide expulsée (ou la *quantité de mouvement* communiquée, pour être plus précis) par une oscillation de la colonne. Ici MV est représenté par le poids du mercure expulsé, sous la double influence du cœur et du tube aortique, par réaction.

Nous avons expérimenté ici comme ailleurs, surtout le *recul*. Voici à présent surgir une nouvelle question. L'aorte pleine et sans issue influe-t-elle sur le recul de la poche? Nos expériences tendent à prouver au moins qu'elle ne l'augmente plus. Le diminue-t-elle? et comment?

Expériences.

Orifice.	Pression de la poche.	Pression de l'aorte.	Poids d'eau chargée dans la poche.	Recul.
13,5ᵐᵐ ..... {	180ᵐᵐ	150ᵐᵐ	30 gr.	35 gr.
	2à5	110	»	45

Des expériences bien plus nombreuses sur ce point nous portent à croire que le recul est sensiblement le même que dans une poche libre. Mais le manque de mouvement de la colonne cause une assez forte perte de force, ailleurs. Nous avons dit dans notre théorème que le recul a lieu *avant toutes choses*. Et c'est ainsi que cela se passe certainement dans l'appareil bien conditionné; ici, l'on doit peut-être considérer la colonne permanente comme une soupape, qui tend à boucher l'orifice de sortie, ce qui, en gênant l'expulsion, doit diminuer le recul.

Mais les chiffres constamment obtenus ne nous permettent pas d'attribuer une part notablement retardatrice à la colonne aortique.

Ce qui est gêné, c'est l'*excursion* de la poche ou de la lame dynamométrique par la disposition de l'arbre vasculaire. Nous disons l'excursion, parce que nous avons constaté les faits suivants : le recul en poids est celui de nos autres expériences, très-sensiblement, c'est-à-dire que pour faire parcourir à la lame une amplitude bien moindre, il faut autant de poids que dans les expériences à poche libre, toutes choses égales d'ailleurs. Ce qui diminue l'amplitude, ce sont les résistances. Et la preuve, c'est que la poche chargée pour s'abaisser de quelques degrés, exige des quantités de liquide (c'est-à-dire des poids) bien plus considérables que la poche pleine. C'est alors l'*intensité du choc* qu'il faut prendre en considération et non plus l'*étendue de l'excursion*.

Le phénomène de la projection de l'artère se trouve diminué ici. Mais comme il a lieu au moment où la lame va revenir de son excursion, il est presque imperceptible.

Tous les actes dans ce nouvel appareil ont déjà un caractère de complication très-élevé. Mais en suivant notre marche, voici ce qui arrive : l'expérience nous démontre que tel acte simple se rattache à telle cause, ou que telle disposition produit tel effet. Quand alors on est en présence d'un appareil, qui est la somme de tous ces actes, quelle que soit leur multiplication, la logique veut que l'on ne perde pas de vue les facteurs. Le produit dans un phénomène compliqué n'est pas mathématiquement l'expression de la multiplication des facteurs. Il l'est en réalité, mais il y a des pertes inappréciables pour le physicien comme pour le biologiste. Que l'on veuille donc bien, en face de notre appareil complet, se souvenir qu'il est destiné à un perfectionnement indéfini, qu'il représente une synthèse, et que malgré cela, il donne manifestement les résultats que l'analyse a fournis : à savoir un recul proportionnel à la pression du liquide, à l'étendue de l'orifice et à la quantité de liquide.

La première conséquence à déduire de ces expériences, c'est que la projection de la masse, *mouvement absolu*, manifesté à la pointe du cœur, coïncide avec le commencement de la systole, *mouvement relatif*. Quel que soit le mode de contraction du cœur et de ses fibres, ce fait existe et reste démontré, à savoir que le cœur bat parce qu'il recule, et que par conséquent l'issue du liquide est la cause *immédiate*, la contraction la cause *médiate* ou éloignée du battement de l'*ictus*.

Dans une prochaine publication, nous discuterons les doctrines aujourd'hui régnantes, et surtout celle de M. Beau, que nous pensons avoir théoriquement et expérimentalement réfutée par des recherches toutes récentes. Cela ne nous empêchera jamais de rendre hommage à tout le talent que ce médecin a apporté dans l'édification de sa doctrine.

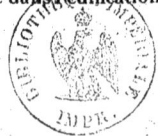

BIBLIOTHEQUE IMPÉRIALE

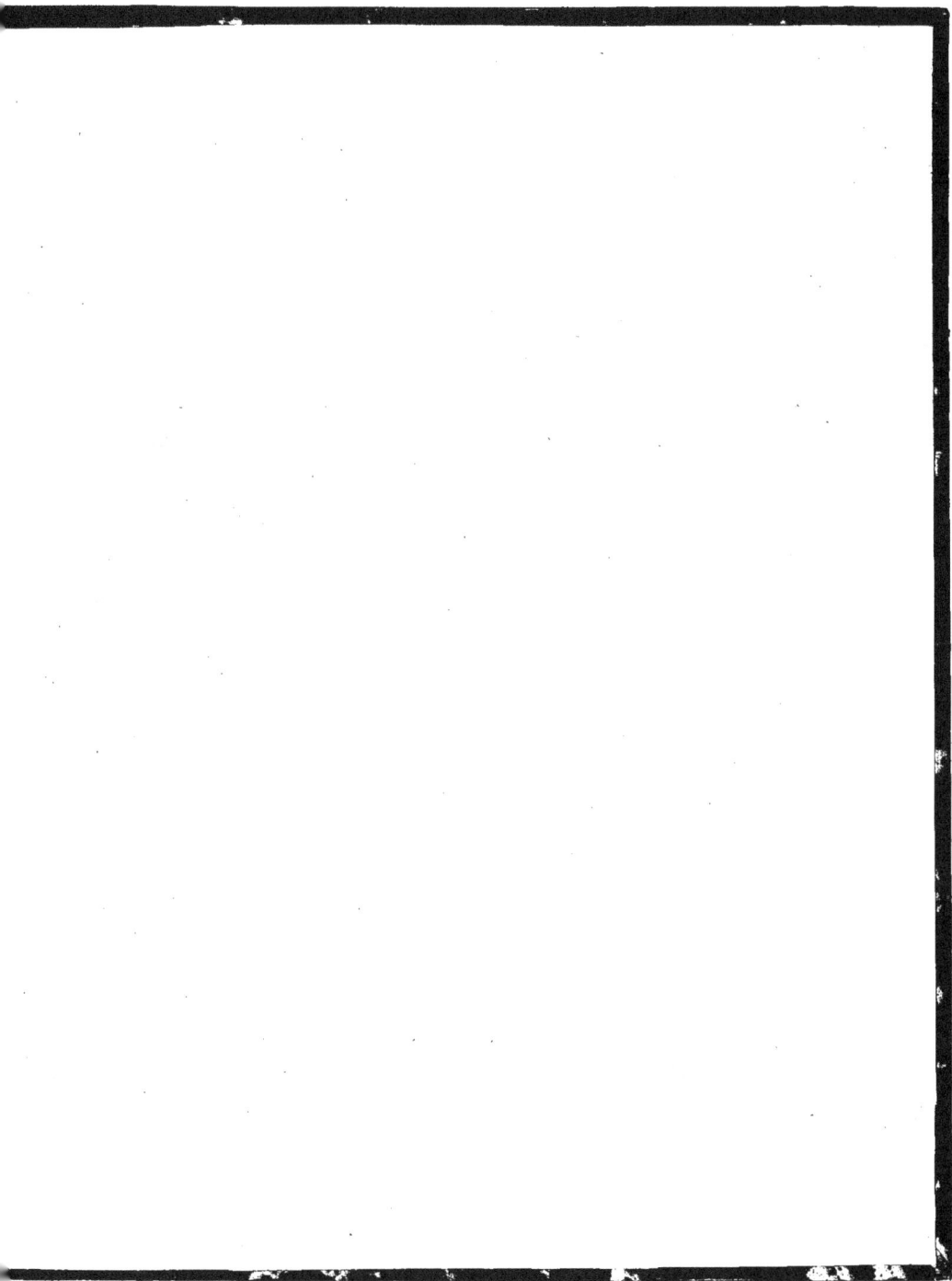

BIBLIOTHEQUE NATIONALE DE FRANCE

3 7531 03287978 6

www.ingramcontent.com/pod-product-compliance
Lightning Source LLC
Chambersburg PA
CBHW060456210326
41520CB00015B/3976